AF299475

TRAITEMENT RAPIDE

DES

MALADIES DES VOIES LACRYMALES

RÉTRÉCISSEMENT DU CANAL NASAL.

TUMEUR ET FISTULE LACRYMALES. — LARMOIEMENT.

OPHTHALMIES REBELLES ET A RÉPÉTITION, ETC.

PAR LE

DACRYO CAUTÈRE

Du Docteur Xavier GORECKI,

Professeur libre d'ophthalmologie à l'École pratique
de la Faculté de médecine de Paris.

Le mauvais fonctionnement des voies lacrymales est une des causes les plus fréquentes de certaines ophthalmies dont le caractère commun est un *larmoiement* rebelle.

Un traitement efficace de ces affections a de tout temps été l'objet des recherches des chirurgiens et des oculistes. Celui qui, à juste titre, est le plus en faveur en ce moment, et s'applique au plus grand nombre de cas, est celui de Bowmann, qui consiste dans la dilatation progressive du canal nasal. Le principal reproche qu'on puisse lui adresser, est d'être fort long et d'obliger parfois le médecin à pratiquer le cathétérisme du canal nasal plusieurs fois par semaine pendant deux, trois, six mois et même davantage.

Nous avons apporté à ce procédé une modification ou plutôt un complément qui, croyons-nous, permet d'obtenir le même résultat en une seule séance, ou du moins en quelques jours seulement, *sans ajouter quoi que ce soit à la difficulté de l'opération de Bowmann et aux souffrances du patient*, ce qui, à notre avis, mérite bien aussi d'entrer en ligne de compte.

C'est dans le but d'obtenir les avis de nos confrères, de répandre notre procédé et de le perfectionner, s'il y a lieu, que nous leur soumettons ce résumé d'une des leçons que nous avons faite à l'Ecole pratique.

Voies lacrymales, — leur obstruction, — troubles qui en résultent. — Les larmes sécrétées par la glande lacrymale et les glandules de la conjonctive, après avoir rempli leur rôle physiologique qui est la lubrifaction du globe de l'œil, viennent s'accumuler dans le cul-de-sac de la paupière inférieure, principalement à son angle interne, appelé pour cette raison le *sac lacrymal*. De là, elles sont reprises par les deux points lacrymaux supérieur et inférieur, cheminent successivement à travers les deux conduits lacrymaux, le sac lacrymal et le canal nasal, pour être évacuées dans le méat inférieur des fosses nasales, tantôt au sommet de ce méat, tantôt sur sa paroi externe. Cet ensemble de canaux constitue les *voies lacrymales*.

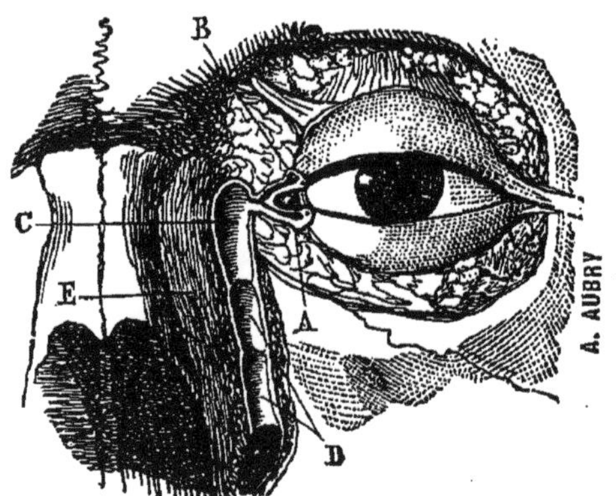

Fig. 1. — Voies lacrymales.

(Empruntée au Dictionnaire de médecine des docteurs Decaisne et Gorecki.)

A. Point et conduit lacrymal inférieur.
B Conduit lacrymal supérieur.
C. Sac lacrymal.
D. Canal nasal.
E. Branche montante du maxillaire supérieur.

Les causes qui peuvent s'opposer à l'évacuation régulière des larmes sont nombreuses : les points lacrymaux sont parfois oblitérés ou déviés (comme dans les cas d'ectropion, par exemple); le sac lacrymal est sujet aux inflammations aiguës ou chroniques (phlegmon du sac, tumeur lacrymale). Mais, le plus fréquemment, c'est le **canal nasal** qui est primitivement affecté. C'est à la suite de *coryzas répétés* que la fibro-muqueuse qui le revêt s'enflamme et s'altère. Il se passe dans le nez quelque chose d'analogue à ce qui a lieu dans le canal de l'urèthre après les blennorrhagies intenses ou de longue durée ; l'inflammation qui a abandonné la muqueuse pituitaire se réfugie sur celle du canal nasal. Au début, il n'y a qu'un simple boursouflement passager de cette muqueuse, qui oblitère la lumière du canal ; le larmoiement est très-intense, mais il cède facilement et en général assez vite lorsque le coryza guérit lui-même. Plus tard, au lieu de ce rétrécissement purement inflammatoire que l'on observe si fréquemment chez les enfants et les jeunes gens lymphathiques, (et qui est néanmoins susceptible de causer de fréquentes conjonctivites ou des kératites rebelles), il se produit de véritables désordres organiques à marche lente et progressive, qui sont beaucoup plus tenaces.

Dans d'autres cas, un rétrécissement permanent du canal nasal se montre à la suite d'une altération primitive de l'os ou du périoste, sous l'influence de la scrofule ou de la syphilis. Le développement des dents, les traumatismes, les polypes ou tumeurs des fosses nasales ou de leur voisinage, etc., sont encore des causes occasionnelles qui peuvent déterminer un rétrécissement du canal nasal.

Enfin, on observe chez certaines personnes et même chez certaines races (les Israélites, par exemple), une prédisposition toute particulière à ces affections, qui est très-probablement due à une conformation spéciale du squelette.

Les troubles fonctionnels et les affections secondaires qu'occasionnent les **obstructions des voies lacrymales** sont nombreux et de gravité fort variable, souvent leur cause première (rétrécissement du canal nasal) est méconnue, et le malade épuise sans succès toute la série des médicaments employés d'habitude contre les ophthalmies.

Au début, ces malades ne ressentent que des *picotements*, une certaine chaleur dans les yeux, qui augmente sous l'influence du vent, de la fumée, du travail le soir à la lumière, comme s'ils avaient de l'asthénopie rétinienne ou s'ils étaient hypermétropes. Plus tard, il se produit un *larmoiement* d'abord intermittent et qui ne se montre que dans les circonstances précédemment citées, mais qui finit par être continuel. Il est, du reste, plus ou moins abondant, suivant la température, les susceptibilités individuelles, les occupations du malade, etc.; il s'acccompagne parfois d'une névralgie d'intensité variable dans le domaine du trijumeau.

Lorsque l'affection progresse, les larmes s'accumulent dans le sac et dans le lac lacrymal, provoquent l'inflammation de la muqueuse qui est en contact avec elles et de la conjonctive qui lui fait suite. C'est alors qu'éclatent les *conjonctivites*, les *kératites*, et dans d'autres cas la *tumeur lacrymale*, tantôt à marche lente et indolente (mucocèle), tantôt à marche rapide (dacryocystite aigüe), suivie fréquemment de l'ouverture spontanée du sac au dehors, et de *fistule lacrymale*.

L'irritation de la conjonctive, qui résulte de la propagation de l'inflammation du sac lacrymal, provoque à son tour l'hypersécrétion des larmes; de telle sorte que la maladie et la cause qui l'a produite s'entretiennent réciproquement.

Deux méthodes principales de traitement : 1° Oblitération ou modification des voies lacrymales par cautérisation du sac ; 2° Rétablissement du cours normal des larmes. — Dans certains cas, il suffit de faire cesser la suppuration qui se produit dans le sac lacrymal pour voir s'améliorer en même temps l'état de la conjonctive. C'est ce qui explique les succès obtenus par la destruction du sac au moyen des caustiques ou du fer rouge. En procédant ainsi, on ne rend pas aux larmes leur cours normal ; bien au contraire, on oblitère souvent complétement les voies lacrymales, mais on supprime la cause prépondérante de l'irritation de l'œil. Souvent cela suffit, la stagnation des larmes, ne pouvant plus se faire dans le sac lacrymal détruit, ne provoque plus d'inflammation notable. Le larmoiement peut encore être chez certaines personnes presque complétement nul, et dans les pays chauds, par exemple, les larmes peuvent disparaître presque en entier par l'évaporation.

Cependant, c'est en général à rétablir les voies lacrymales et à faire reprendre aux larmes leur parcours physiologique que doivent tendre nos efforts. On emploie presque universellement la méthode de Bowmann ou une de ses modifications. Cette méthode, applicable à la plupart des affections des voies lacrymales, et dont le manuel opératoire sera décrit plus loin, consiste à ouvrir un des points et des conduits lacrymaux, et à se frayer ainsi un passage jusqu'au sac lacrymal et au canal nasal. On dilate alors progressivement ce canal en y introduisant des sondes flexibles d'argent pur dont on augmente progressivement le calibre. Plusieurs mois sont en général nécessaires pour arriver à dilater convenablement le canal d'une façon permanente, afin d'éviter les récidives.

C'est dans le but d'abréger la longueur du traitement par la méthode de Bowmann que nous avons cherché à appliquer au traitement du rétrécissement du canal nasal le procédé d'électrolyse de Cisinelli employé par les docteurs Mallez et Tripier pour ceux du canal de l'urèthre. Une tentative dans ce sens, dont je reparlerai plus tard, avait déjà été faite par le Dr Tripier dans la clinique du Dr Desmarres fils. Disons de suite que les moyens employés par ces derniers diffèrent dans leurs points les plus essentiels de celui que nous allons décrire.

Description du dacryocautère. — L'appareil dont nous nous servons (fig. 2) actuellement, et auquel nous avons donné le nom de *Dacryocautère*, et qui serait peut-être mieux appelé *Dacryogalvanocautère*, se compose :

1º De deux piles de Grenet, modèle dit pile à bouteilles ;

2º De deux réophores de fil de cuivre ;

3º De deux électrodes : l'une positive, l'autre négative ;

4º D'un galvanomètre ; enfin, d'une boîte à couvercle mobile qui contient les deux piles, et dont les tiroirs peuvent renfermer les divers accessoires : réophores, électrodes, sel excitateur, etc.

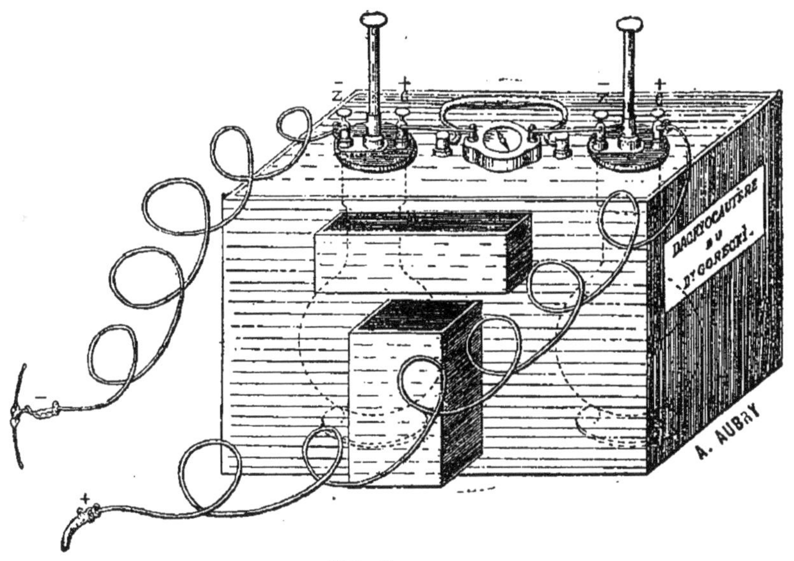

FIG. 2.

Dacryocautère prêt à fonctionner.

Les tiges qui permettent de manœuvrer les zincs des piles sont relevées.
Il suffit de les abaisser pour faire fonctionner l'appareil.

1º Les *deux piles de Grenet* sont réunies en tension, c'est-à-dire que le pôle zinc ou négatif de l'une est relié au pôle positif (charbon) de l'autre. La tension est ainsi doublée, c'est-à-dire que le courant électrique peut vaincre une résistance double de celle qu'il pourrait surmonter si l'on n'employait qu'une seule pile.

Entre les deux piles est placé le galvanomètre qui établit cette communication du pôle négatif de l'une avec le pôle positif de l'autre.

Plusieurs raisons nous ont engagé à employer de préférence aux autres une pile telle que celle de Grenet, de faible résistance intérieure, ne donnant, par conséquent, qu'un courant de très-faible tension :

a) Dans le voisinage du cerveau, les applications électriques de *forte tension* présentent des dangers, ou tout au moins des inconvénients par suite de l'ébranlement nerveux et des courants secondaires auxquels elles donnent naissance.

J'ai préféré diminuer la résistance à vaincre par un artifice dont je vais parler tout à l'heure et qui me permet en même temps de mieux localiser l'action du courant.

b) Dans les opérations d'électrolyse il est nécessaire d'avoir une certaine action chimique, et la pile de Grenet est celle qui donne la force électro-motrice la plus grande (2,028 volts ou unités de force électro-motrice).

c) Enfin elle est peu coûteuse, d'un entretien très-facile, ne répandant aucune odeur. Elle n'use absolument que pendant le temps qu'on la fait fonctionner si on a le soin, immédiatement après chaque opération, de retirer les zincs du liquide dans lequel ils plongent.

Je ne doute point, du reste, qu'on ne puisse parfaitement utiliser toute autre pile (Léclanché, au chlorure d'argent, etc.) donnant une force électro-motrice suffisante et de tension faible. Dans le but de prévenir l'usure des zincs en les empêchant de retomber par leur propre poids dans le liquide excitateur, j'ai fait appliquer une charnière aux deux tiges qui les surmontent, ce qui permet en outre de diminuer la saillie de ces tiges au-dessus de la boîte.

Pour charger les piles de Grenet, on en remplit la partie sphérique (de façon à ce que les tiges étant relevées les zincs n'arrivent pas au contact du liquide) d'une solution saturée de bichromate de potasse, à laquelle on a ajouté 200 grammes d'acide sulfurique par litre de solution et quelques grammes de bisulfate de mercure, afin d'entretenir les zincs bien amalgamés et de diminuer leur usure lorsque le courant n'est pas fermé. Ce mélange, fait à part, ne doit être versé dans les bouteilles et la pile qu'après complet refroidissement.

2° Les *réophores ou fils conducteurs* sont ceux qui sont habituellement employés dans les autres appareils électriques à courant continu. Ils sont formés de fils de cuivre rouge, recouverts de soie, et terminés par des goupilles *métalliques* destinées à établi les communications avec les électrodes.

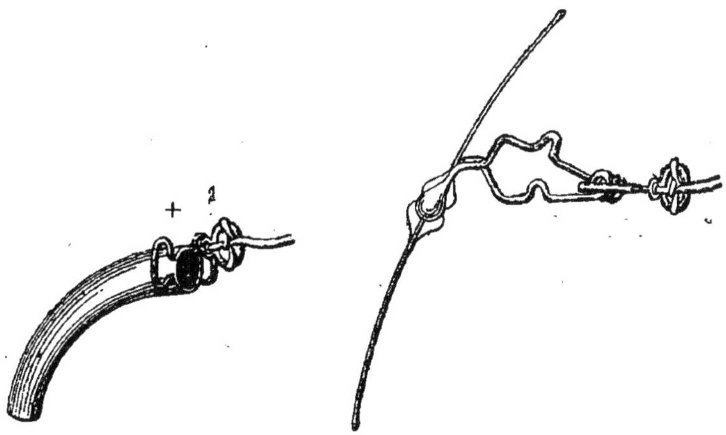

<table>
<tr><td>FIG. 3.</td><td>FIG. 4.</td></tr>
<tr><td>Electrode positive.</td><td>Electrode négative.</td></tr>
<tr><td>(Destinée à être introduite dans le nez.)</td><td>(Sonde de Bowmann et serre-fine.)</td></tr>
</table>

3° L'*électrode positive* (fig. 3) est formée par une canule d'argent ou de platine tout à fait semblable à celle dont on se sert après la trachéotomie. Elle est destinée à être introduite dans la narine du côté malade.

L'*électrode négative* (fig. 4) est formée par une *serre-fine* dont les mors, légèrement modifiés, s'appliquent facilement sur la partie médiane élargie de la sonde double de Bowmann, et peuvent y être fixés solidement sans secousse lorsque la sonde a été introduite au préalable dans le canal nasal. Les deux électrodes sont munies d'une petite douille, dans laquelle vient s'insérer à frottement la goupille qui termine chacun des réophores.

4° Le *galvanomètre* est placé pour plus de commodité entre les deux piles, son aiguille se dévie au moment de l'établissement et de la cessation du courant dont elle nous indique ainsi le passage.

Description de l'opération. — L'opération de l'électrolyse du canal nasal, d'après notre méthode, comprend deux temps absolument distincts. Le premier est constitué par l'opération de Bowmann, c'est-à-dire par l'incision de l'un des conduits lacrymaux supérieur ou inférieur, et l'introduction d'une sonde fine (n° 1) dans le canal

nasal. Le second, ou électrolyse proprement dite du canal nasal, consiste à faire passer le courant électrique entre la sonde de Bowmann
préalablement introduite, qui doit former le pôle négatif et un autre
point du corps (la fosse nasale par exemple) où sera appliqué le pôle
positif.

1er *temps ou opération de Bowmann : incision d'un des conduits lacrymaux et introduction d'une sonde.* On peut *ad libitum* inciser le
conduit lacrymal inférieur ou le supérieur. D'habitude c'est le
premier que nous choisissons, et celui dont il sera question dans
le procédé décrit plus bas, mais il n'y a aucun inconvénient à opérer
par le point lacrymal supérieur ; au contraire, le cathétérisme n'en
est ensuite que plus facile.

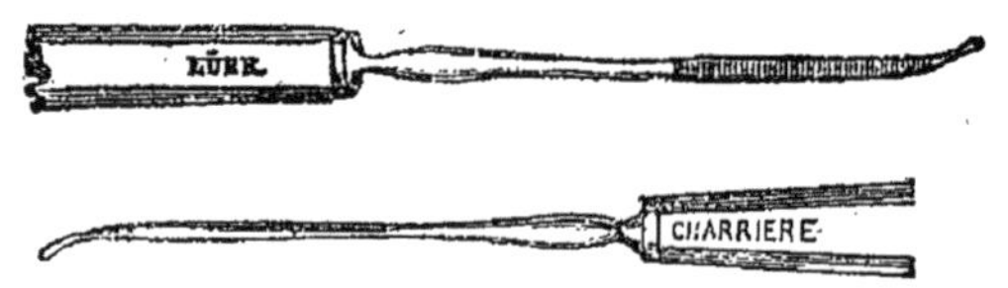

FIG. 5 et 6.
Couteaux de Weber, pour l'incision des points et des conduits
lacrymaux.

Le malade étant assis en face d'une fenêtre, la tête maintenue au
besoin par un aide, l'opérateur se place devant lui. Avec le pouce de
la main gauche, il tend la paupière inférieure, l'attire un peu en
avant, et enfonce dans le point lacrymal la pointe mousse d'un couteau
de Weber (fig. 5 et 6) dont le tranchant est dirigé en haut et un peu en
arrière. Puis il pousse ce couteau dans le sens du trajet du conduit
lacrymal, c'est-à-dire horizontalement en dedans et en arrière, et
opère la section de ce conduit en relevant le manche du couteau en
même temps qu'il lui imprime ce mouvement de propulsion.

L'incision doit avoir 7 à 8 millimètres de longueur ; il faut qu'elle
soit *dirigée en arrière* et non parallèle au bord palpébral ; l'incision
de la conjonctive ne doit pas dépasser celle de toute l'épaisseur du
canal. S'il en était autrement, cette muqueuse ayant une grande
tendance à la cicatrisation, l'incision se refermerait rapidement au
lieu de rester béante ; en outre, elle ne correspondrait pas à la partie
la plus déclive du sac lacrymal. La douleur occasionnée par cette
petite opération, quoique vive, est facilement supportable, la légère
hémorrhagie qui peut en résulter s'arrête facilement en quelques
minutes par l'application d'une éponge imbibée d'eau froide. D'habitude, nous laissons le malade se remettre pendant un quart d'heure

avant de procéder au cathétérisme du canal nasal. Disons de suite que, pour empêcher l'ouverture ainsi pratiquée de se refermer, nous avons soin, pendant les deux ou trois jours consécutifs à l'opération d'écarter les bords de la plaie en y passant une sonde. On peut aussi à la rigueur laisser à demeure une sonde à béquille lorsque le malade ne peut être revu le lendemain.

Une fois le conduit lacrymal incisé, il s'agit d'introduire une sonde dans le canal nasal (fig. 7) : cette opération, toujours assez délicate, demande une certaine pratique. La sonde est d'abord introduite horizontalement, suivant la direction du conduit lacrymal jusqu'au point où l'on rencontre une partie ferme et résistante. Elle est alors parvenue au sac lacrymal, et il est nécessaire d'en changer complète-

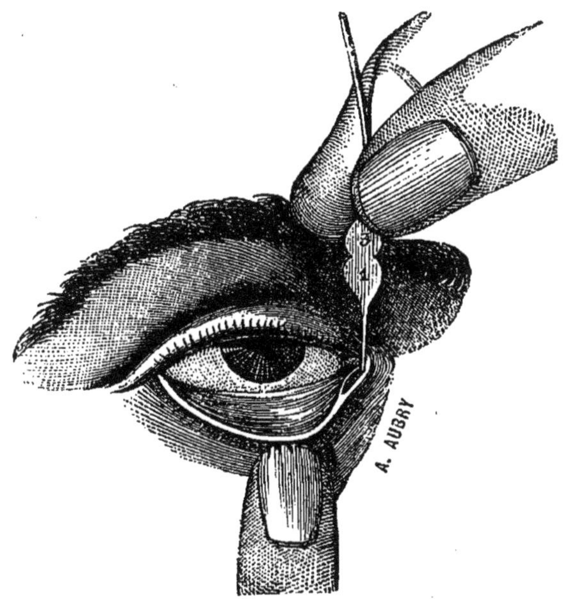

FIG. 7.

Sonde de Bowmann introduite dans le canal nasal par le conduit lacrymal inférieur

ment la direction. Pour cela, tout en maintenant son extrémité interne au point où elle s'est arrêtée, on imprime à sa partie tenue en main un mouvement circulaire qui l'amène à être presque verticale, ou plutôt légèrement oblique en bas et en dehors, ce qui est la direction du canal nasal.

Dans ce mouvement, il faut suivre constamment la paroi postérieure et osseuse du sac lacrymal. On arrive en général assez facilement à trouver l'orifice supérieur du canal nasal, et à y introduire la sonde. Il est nécessaire de procéder avec douceur, lenteur, et fermeté, et de bien tendre la peau de la paupière, afin d'éviter les plis de la mnqueuse. Si l'on éprouve quelque difficulté, il est utile de retirer un peu la sonde et de la remettre dans la bonne direction Dans certains cas, surtout lorsqu'il y a du gonflement (tumeur lacrymale, dacryocystite aiguë, etc.), il est préférable de ne pas insister le jour même de l'incision, et de remettre le cathétérisme au lendemain. Il est très-rare, sauf les cas de traumatisme, de trouver le canal complètement oblitéré et de ne pouvoir y passer une sonde fine. Même alors, nous avons souvent réussi à franchir l'obstacle en introduisant la sonde jusqu'au point rétréci et en pratiquant l'électrolyse par le moyen indiqué ci-dessous, tout en enfonçant légèrement la sonde qui détruisait le rétrécissement devant elle.

2e *temps : electrolyse du canal nasal.* L'électrolyse du canal nasal de même que celle du canal de l'urèthre est basée sur le fait suivant :

Lorsque les électrodes d'une pile, dont la tension est suffisamment forte, sont mises en contact avec les tissus animaux, il se produit en ces points pendant le passage du courant une action chimique qui s'exerce sur les sels dont ces tissus sont imprégnés. L'électrode négative s'entoure d'alcalis tels que la potasse et la soude, il s'y dégage aussi de l'hydrogène qui provient de la décomposition de l'eau. A l'électrode positive, au contraire, il se forme de l'oxygène et des acides. Si cette électrode est en cuivre, en argent, etc., métaux facilement attaquables par les acides, il se forme un sel de cuivre, d'argent, bioxyde d'argent, etc. On comprend dès lors que les tissus au milieu desquels sont enfoncées les électrodes soient attaqués et cautérisés comme si on y avait plongé un alcali ou un acide. L'électricité agit ainsi localement pour produire sur place un peu de potasse caustique à l'électrode négative, et un acide ou un sel acide à l'électrode positive.

Dans la plupart des applications de la **galvano-caustique chimique** ou **électrolyse**, on ne se sert que de l'électrode négative ou alcaline qui est appliquée sur les points que l'on veut cautériser ou détruire. L'électrode positive ou acide est constituée par un bouton de charbon recouvert de peau de chamois que l'on mouille, et que l'on applique sur la peau à une certaine distance de la première. C'est ainsi que procèdent les docteurs Mallez et Tripier pour l'électrolyse du canal de l'urèthre. Mais la peau, même mouillée, étant très-mauvaise conductrice de l'électricité, il est nécessaire d'employer des courants de tension relativement forte qui, ainsi que nous l'avons dit plus haut, ont des inconvénients lorsqu'on agit sur la tête, au voisinage des centres nerveux.

En rapprochant l'un de l'autre, au contraire, le point d'application des deux électrodes, en les faisant agir sur des tissus meilleurs conducteurs de l'électricité que ne l'est la peau, tels que la muqueuse des fosses nasales et du canal nasal, on peut employer des courants de tension infiniment plus faible et ne présentant absolument aucun danger. C'est d'après cet ordre d'idées que nous pratiquons l'électrolyse du canal nasal au moyen de notre dacryocautère.

Dans la plupart des cas, nous n'avons pas fait le même jour l'opération de Bowmann et l'électrolyse proprement dite. Cependant il n'y a aucun inconvénient à le faire si l'on est pressé par le temps, ainsi que le prouve une des observations ci-dessous.

Une sonde de faible calibre (n° 1) étant introduite par la méthode de Bowmann dans le canal nasal, ainsi que nous venons de l'expliquer, on fait asseoir le malade auprès du meuble sur lequel est placé le dacryocautère. On s'assure, par prudence, au préalable du bon fonctionnement de l'appareil en abaissant les zincs dans le liquide excitateur et en mettant un instant en contact les deux réophores, ce qui doit amener une déviation de l'aiguille du galvanomètre. Il est bon de prévenir le malade *qu'il n'a plus aucune souffrance à supporter*, et que la seule sensation qu'il aura, sera celle d'un éclair lumineux au moment où s'établira le courant. Cela fait, on relève le zinc d'une des piles, et l'on introduit dans la narine du côté à opérer la canule d'argent ou de platine (fig. 3) qui, au moyen d'un réophore, se trouve en communication avec le pôle positif (charbon) de la pile. Cette canule, au préalable légèrement humectée avec de l'eau tiède, doit être introduite presque dans toute sa longueur, ce qui se fait très-facilement et sans aucune souffrance si l'on agit avec douceur.

S'il n'a pas d'aide, le chirurgien se place alors, autant que possible, derrière la tête du malade qu'il soutient avec sa poitrine afin de l'empêcher de reculer. Il applique alors sur la partie élargie de la sonde de Bowmann la serre-fine spéciale (fig. 4) placée au préalable en communication avec le pôle négatif (zinc) de la pile.

Les deux pôles de la pile sont alors en communication au moyen des réophores, l'un avec la sonde de Bowmann, l'autre avec la canule. Tout en soutenant convenablement les deux réophores afin de les empêcher d'entraîner les électrodes par leur poids, il ne lui reste plus, pour faire fonctionner l'appareil, qu'à abaisser dans le liquide excitateur le zinc de la pile qui avait été relevé précédemment. Le courant électrique est alors immédiatement établi, l'aiguille du galvanomètre se dévie fortement, l'opéré ressent une lueur instantanée qui passe comme un éclair et qui lui fait instinctivement porter la tête en arrière. Il est nécessaire de connaître ce détail afin de prévenir un mouvement intempestif qui pourrait faire sortir la canule

de la fosse nasale, ou ébranler douloureusement la sonde placée
dans le canal nasal.

A part cette légère émotion, le malade ne perçoit, pendant le
passage du courant, aucune sensation de douleur. Quelques-uns
seulement m'ont dit ressentir un peu de chatouillement dans la fosse
nasale. La durée pendant laquelle doit passer le courant est de 3 à
4 minutes ; pendant ce temps, on voit le plus souvent un petit bour-
relet de mucosités plus ou moins purulentes se former autour de la
sonde, au niveau de l'angle interne de l'œil. En même temps, on y
distingue un dégagement de quelques bulles extrèmement fines de
gaz hydrogène. Si, pendant l'opération, on essaye de faire mouvoir
la sonde dans le canal nasal, on reconnaît qu'elle y est de moins
en moins serrée, et lorsqu'elle n'a pu être introduite complétement,
il suffit souvent d'une ou deux minutes de passage du courant pour
lui permettre de franchir l'endroit rétréci.

Au bout de trois ou quatre minutes l'opération est terminée, on
pince légèrement la serre-fine pour la dégager de la sonde à laquelle elle est fixée, le courant est instantanément interrompu, le
galvanomètre se dévie comme au commencement de l'opération mais
en sens inverse, l'opéré perçoit de nouveau une lueur et fait un
mouvement de recul qui alors n'a plus aucun inconvénient.

On retire la canule engagée dans la fosse nasale ainsi que la sonde
de Bowmann introduite dans le canal et l'on relève les zincs de la
pile afin d'empêcher leur usure. Si l'on s'est servi d'une canule en
argent, on la trouve alors recouverte d'un dépôt noirâtre dû au bioxyde d'argent qui s'est formé.

Quant à la sonde introduite dans le canal, bien qu'également en
argent, elle n'est nullement altérée. Elle sort toujours avec la plus
grande facilité, et après l'opération on peut presque toujours introduire sans douleur ni difficulté les n⁰ˢ 5 et 6 de Bowmann, même
dans les cas où avant l'électrolyse le n⁰ 1 y était extrèmement serré
ou même s'était trouvé arrêté.

La plupart des opérations que nous avons pratiquées se sont pas-
sées de la même manière, toujours le résultat *immédiat* a été iden-
tique. On pouvait presque instantanément, et sans opération san-
glante ou douloureuse, arriver à faire passer dans le canal nasal
les plus gros numéros de Bowmann.

Quant aux résultats éloignés et à la reproduction des accidents,
nous ne pensons pas que les récidives doivent être plus fréquentes
qu'après plusieurs mois du traitement ordinaire de Bowmann. Bien
que nos premières expériences datent déjà de quatre ans (1874),
cependant le manuel opératoire indiqué précédemment n'a été suivi
que depuis deux ans, et jusqu'ici chez aucun de nos opérés nous

n'avons vu récidiver d'accidents. Afin d'éviter les répétitions fastidieuses, nous ne rapporterons que les trois observations suivantes :

Nº 119. Nov. 1876. Mᵐᵉ M..., à Montreuil-sous-Bois, larmoiement depuis plusieurs années, — la racine du nez est aplatie, — conjonctivites fréquentes, — ozène. — Le sac lacrymal droit sécrète du pus qui reflue par le conduit lacrymal correspondant. — L'incision du point lacrymal inférieur et du conduit avait été faite auparavant sans résultat sensible. — On passe dans le canal nasal une sonde de Bowmann, nº 2 (un peu amincie par l'usage), elle y est fortement serrée. — Dans la narine droite on introduit une canule en argent. — Au préalable, le dacryocautère (formé d'une seule pile) est essayé, les extrémités des deux réophores étant appliquées sur la langue le courant ne passe pas (le galvanomètre ne se dévie pas), ce qui prouve que la tension est très-faible, — le pôle négatif (zinc) est mis en communication avec la sonde de Bowmann introduite dans le canal nasal; le pôle positif avec la canule en argent placée dans le nez.— Au moment où l'on fait passer le courant, le galvanomètre se dévie, la malade ressent un éclair dans les yeux et tend à se renverser en arrière.

Pendant le passage du courant, aucune douleur, — sensation de picotement dans le nez, — larmoiement considérable.— Au bout de quatre minutes, cessation du passage de l'électricité, — nouvel éclair lumineux. — La canule introduite dans le nez est fortement noircie, — à son extrémité il y a des mucosités épaisses légèrement sanguinolentes. La sonde introduite dans le canal nasal n'y est plus serrée, elle s'en retire très-facilement. — Il sort en même temps un peu de pus mélangé de bulles de gaz. — Une sonde nº 5 introduite immédiatement après n'est pas serrée, — le nº 6, tout en passant facilement, y est plus fortement maintenu.

A la suite de cette opération l'état de l'œil s'améliora beaucoup, le canal reste encore perméable deux ans après, le nº 3 passe sans difficulté (nous n'avons pas fait d'essais récents avec le 5 et le 6). — Le larmoiement persiste encore légèrement bien que diminué, il y a encore un peu de suppuration, — l'ozène est intermittent. — Nous citons à dessein ce cas qui est à peu près le seul dans lequel la guérison n'ait pas été complète. Il s'agissait d'une affection ancienne où la suppuration était entretenue par une maladie de l'os et une atrophie de la muqueuse du nez.

Le type de l'opération normale est représenté dans l'observation suivante :

Nº 1276. Mᵐᵉ M..., 45 ans, à Paris. Œil droit. Depuis deux ans blépharo-conjonctivite chronique avec poussées aiguës, — à plusieurs reprises kératite lacrymale, — alternatives d'amélioration et d'aggravation, — ectropion de la paupière inférieure, — sécheresse constante de la narine droite.

Le 23 novembre 1877, incision du point et du conduit lacrymal inférieur ; — une sonde nº 1 est introduite, elle y est modérément serrée.

Le 14 décembre 1877. On pratique l'*électrolyse* au moyen du dacryo-cautère, — la sonde nº 1 est introduite dans le canal nasal et une canule en argent dans la narine correspondante. — Le pôle négatif ou alcalin (zinc) est mis en communication avec la sonde, le pôle positif (charbon) avec la canule. — Le courant passe pendant quatre minutes; au moment de son établissement l'éclair ordinaire se produit. — Aucune sensation pendant le passage, la malade converse avec moi en m'affirmant qu'elle ne sent rien. — Du conduit lacrymal inférieur sort autour de la sonde un bouchon muco-purulent qui est entraîné par le gaz qui se dégage autour de la sonde.

Au moment où l'on interrompt le courant, nouvel éclair lumineux. — La canule retirée du nez est couverte d'un dépôt noir auquel adhère du mucus nasal, — la sonde de Bowmann n'est plus serrée dans le canal et sort avec la plus grande facilité, — une sonde n° 5 y est introduite facilement et n'y est pas plus serrée que ne l'était la sonde n° 1. — Je ne revois la malade que le 8 janvier, tous les accidents ont cessé complétement, et ne sont pas revenus depuis (novembre 1878), l'ectropion n'existe plus, le canal nasal admet très-facilement la sonde n° 3. Je m'abstiens de toute autre exploration la jugeant inutile.

Dans le cas suivant, toute l'opération a été faite en une seule séance, la malade ne pouvant se déplacer pour revenir à la consultation.

N° 1344. Mme M..., 71 ans, à Herblay (S.-et-O.), œil gauche, larmoiement et ophthalmies rebelles depuis deux ans, — ectropion commençant à la paupière inférieure. — La conjonctive est enflammée, la cornée commence à s'altérer à sa partie supérieure. — Nombreux traitements inefficaces.

Opération le 24 septembre 1878. Incision du point lacrymal inférieur au moyen du couteau de Weber. — Après un quart d'heure destiné à permettre à la petite hémorrhagie de s'arrêter, et à la malade de se remettre de son émotion, je passe une sonde n° 1 qui pénètre difficilement et après plusieurs tentatives. Puis je fais immédiatement l'électrolyse dont les résultats sont les mêmes que d'habitude : éclair au moment où l'on établit le courant et lorsqu'on le fait cesser. — Sensation de chatouillement assez intense dans le nez. — Durée du passage : trois minutes et demie. — La sonde qui était serrée dans le canal y passe facilement et sans provoquer de douleur. — Je peux la remplacer immédiatement par une sonde n° 5 dont l'introduction se fait sans douleur ni difficulté.

Deux jours après, ayant l'occasion d'aller dans le pays habité par la malade, j'en profite pour passer une sonde n° 3 qui est introduite avec la plus grande facilité et sans être serrée. — 15 jours après la guérison de la kérato-conjonctivite est complète ainsi que celle de l'ectropion.

Ces observations qu'il serait inutile de multiplier ici puisqu'elles sont presque toutes identiques, démontrent l'efficacité du rétablissement des voies lacrymales dans un groupe nombreux d'ophthalmies. Ce résultat était du reste déjà obtenu avec le procédé de Bowmann, mais après beaucoup plus de temps. Quant aux autres méthodes expéditives et en particulier à celle de Stilling qui consiste à enfoncer

de force un couteau dans le canal nasal et à y faire plusieurs inci-
sions ; il nous a toujours répugné d'y avoir recours, à cause de la
douleur qu'elles imposent au patient et des accidents inflamma-
toires qu'elles peuvent occasionner. Nous avons vu des malades ne
plus vouloir continuer aucun traitement à cause de la frayeur bien
naturelle qui leur avait été causée par cette opération, et du gonflement énorme de toute la région qui en était résulté.

Quant au procédé suivi par le Dr Tripier une première fois en 1863,
puis à la clinique du Dr Desmarres, il diffère complétement de celui
que j'ai employé, aussi je ne m'étonne pas que ces expériences
n'aient pas été poursuivies.

1º Au lieu d'employer une pile de faible tension, les Drs Tripier et
Desmarres se servaient de la même pile que pour l'électrolyse du canal
de l'urèthre (procédé Mallez et Tripier). Or ces courants de forte
tension ne sont pas, à notre avis, sans inconvénient dans le voisinage
du cerveau, et sont difficilement supportés par les malades.

2º Au lieu de consister en une canule métallique appliquée direc-
tement dans la narine, le pôle positif était formé par un bouton métallique recouvert de peau de chamois et appliqué sur la peau. Or
cette dernière étant mauvaise conductrice de l'électricité, il était
nécessaire que la tension électrique de l'appareil fût très-considé-
rable. En outre l'effet local exercé sur la narine, et que nous consi-
dérons comme favorable, ne se produisait pas comme avec notre
appareil.

3º Les points et les conduits lacrymaux n'étant point incisés, il
était impossible de faire passer dans le canal nasal une sonde d'un
calibre supérieur au numéro 1 tout au plus, et si la sonde n'était
pas recouverte d'un vernis mauvais conducteur, c'était au niveau
du point lacrymal (point le plus resserré des voies lacrymales) que
devait se produire le maximum d'action.

Il n'est pas indifférent de mettre la sonde du canal nasal en communication avec le pôle positif ou avec le pôle négatif. Si l'on faisait
dans le canal nasal une cautérisation positive acide, la sonde serait
attaquée comme l'est la canule introduite dans le nez et deviendrait
adhérente aux parois du canal. Cette action pourrait néanmoins avoir
son utilité, et nous l'avons même utilisée dans certains cas où il y
avait une suppuration rebelle. Mais les cicatrices qui succèdent aux
cautérisations acides sont plus rétractiles que celles qui résultent
des cautérisations alcalines, et après avoir cautérisé le canal nasal
au moyen d'une sonde mise en communication avec le pôle positif il
n'est pas possible d'en introduire une de plus fort calibre. Nous
avons pu étudier cette question au début des expériences qui nous
ont conduit à adopter l'appareil et la pratique ci-dessus exposée;

nous avions commencé par faire simultanément la cautérisation du canal nasal droit et du gauche. Dans l'un nous agissions au moyen du pôle positif, et du pôle négatif dans l'autre. Bien entendu que nous n'opérions ainsi que les personnes atteintes d'affections du canal nasal des deux côtés à la fois.

Comme conclusion à ce travail, nous pensons qu'un grand nombres d'affections de la conjonctive, de la cornée et des paupières étant dues à un mauvais fonctionnement des voies lacrymales, c'est à cette cause qu'il faut s'adresser pour obtenir leur guérison. Les travaux du Dr Galezowski ont beaucoup contribué à faire ressortir l'importance de cette vérité. Presque toujours, un *rétrécissement du canal nasal* étant l'origine du mal ou contribuant à l'entretenir, il est nécessaire de le faire disparaître et de rétablir le calibre du canal. Le procédé que nous proposons atteint ce but, à notre avis, avec facilité et certitude. Le courant électrique agit tout à la fois localement en détruisant l'obstacle, et en *modifiant avantageusement la nutrition des parties affectées.*

Autant que nous pouvons conclure de notre pratique relativement courte, les affections justiciables de ce procédé sont en première ligne les *conjonctivites* et les *kératites lacrymales* (comme les appelle le Dr Galézowski). Elles sont surtout fréquentes chez les personnes qui ont eu des coryzas répétés ou de longue durée. Puis, les inflammations aiguës ou chroniques du sac lacrymal (dacryocystite, dacryocysto-blennorrhée); la *tumeur lacrymale*, les *fistules lacrymales.* Enfin, le *larmoiement* qui, s'il n'est pas toujours complétement guéri, est dans la plupart des cas beaucoup amélioré.

Nous pensons que nos confrères voudront bien essayer dans leur pratique le procédé que nous leur soumettons, nous faire part des résultats qu'ils obtiendront et des améliorations dont ils le croiraient susceptible.

Le dacryocautère du Dr Gorecki se trouve chez Aubry, fabricant, 6, boulevard Saint-Michel.

Prière d'envoyer les communications et observations au Dr Gorecki.

DU MÊME AUTEUR :

Du choix des lunettes, 1872 (épuisé).

Programme du Cours d'ophthalmologie professé à l'Ecole pratique, 1876.

Decaisne et Gorecki. **Dictionnaire élémentaire de médecine**, in-8 de 960 pages avec 550 figures dans le texte. 1877-1878.

Chez LAUWEREYNS, éditeur, rue Casimir-Delavigne, 2.

Paris. — Typ. A. Parent, rue M.-le-Prince, 29-31.

www.ingramcontent.com/pod-product-compliance
Ingram Content Group UK Ltd.
Pitfield, Milton Keynes, MK11 3LW, UK
UKHW020204080726
13614UKWH00006B/2613